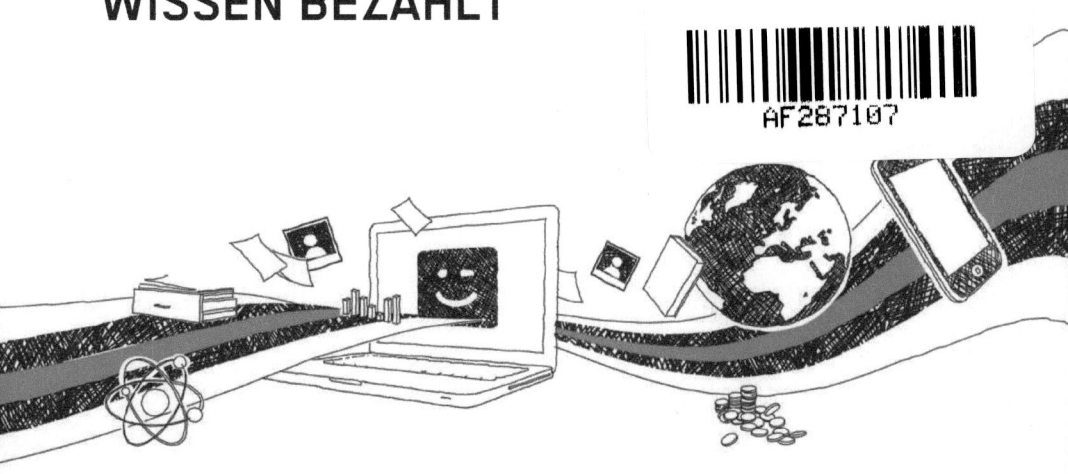
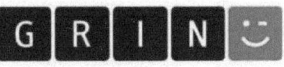

Soziale Roboter in der Altenpflege. Ein internationaler Vergleich

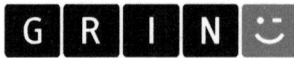

Bibliografische Information der Deutschen Nationalbibliothek:

Die Deutsche Nationalbibliothek verzeichnet diese Publikation in der Deutschen Nationalbibliografie; detaillierte bibliografische Daten sind im Internet über http://dnb.d-nb.de abrufbar.

ISBN: 9783963567544
Dieses Buch ist auch als E-Book erhältlich.

© GRIN Publishing GmbH
Trappentreustraße 1
80339 München

Druck und Bindung: Books on Demand GmbH, Norderstedt Germany
Gedruckt auf säurefreiem Papier aus verantwortungsvollen Quellen

Das Buch bei GRIN: https://www.grin.com/document/1453429

Hochschule Ruhr West

Gesundheits- und Medizintechnologien B.Sc.

Mülheim an der Ruhr

Bachelorarbeit

Eine systematische Literaturanalyse zum Einsatz sozialer Roboter in der Altenpflege im internationalen Vergleich

Dortmund, 02.04.2023

Inhaltsverzeichnis

1 Einleitung

Das globale Gesundheits- und Sozialsystem steht vor einer großen Herausforderung, da durch den demografischen Wandel das Tempo der Bevölkerungsalterung deutlich weiter zu nimmt [77]. Bis 2050 wird die Weltbevölkerung über zwei Milliarden Menschen im Alter von über 60 Jahren betragen [77]. Der Mangel an pflegerischen Fachkräften und die wachsende alternde Bevölkerung üben demnach einen enormen Druck auf viele Länder aus [77]. Der Einsatz von sozialen Robotern bietet dabei eine große Chance, einen Teil des Pflegebedarfs älterer Menschen zu decken. Eine Definition für soziale Roboter, wie sie in den Arbeiten von Breazeal und Scassellati sowie Duffy et al. beschrieben wird, besagt, dass diese Roboter auf eine sozial akzeptable Weise mit Menschen und anderen Robotern interagieren, ihre Absichten für den Menschen wahrnehmbar vermitteln und in der Lage sind, mit anderen Agenten, ob Mensch oder Roboter, Ziele zu vereinbaren [3, 9]. In den letzten Jahren wurden Anforderungen und Bedarfe von sozialen Robotern anhand von vielseitigen Forschungsprojekten (z.B. WiMi-Care [10], SeRoDi [26], SRS [25]) ermittelt. Diese Arbeit befasst sich mit Robotern, die das Pflegepersonal und die häusliche Umgebung unterstützen, wobei der Fokus auf Telepräsenzrobotern, emotionalen Robotern, Interaktionsrobotern und komplexen Assistenzrobotern liegt. Es existieren bereits zahlreiche internationale Projekte, die sich mit sozialen Robotern befassen und verschiedene Kriterien wie z.B. die Gebrauchstauglichkeit, Machbarkeit, Akzeptanz, soziale Interaktion und mögliche Anwendungsfelder analysieren [11, 18, 42, 51, 74]. Um herauszufinden, was bisher über die Akzeptanz von sozialen Robotern in der Pflege untersucht wurde und welche Einstellungen Menschen gegenüber sozialen Robotern haben, eignet sich hierbei eine systematische Literaturrecherche als passende Methode. Mit dieser Methode können bestehende Forschungsergebnisse gesammelt und analysiert werden, um ein besseres Verständnis für das Thema zu erlangen.

Diese Arbeit konzentriert sich auf soziale Roboter, da aktuell noch viele Roboter für die Altenpflege untersucht werden, die bestimmte Akzeptanzkriterien erfüllen und den Bedürfnissen der älteren Erwachsenen entsprechen. Um den Einsatz sozialer Roboter in der Altenpflege zu ermöglichen, ist es erforderlich, ein besseres Verständnis dafür zu haben, welche Erfahrungen ältere Erwachsene mit der Verwendung von sozialen Robotern im privaten Umfeld sowie in Pflegeeinrichtungen gemacht haben und wie ihre Einstellung dazu ist. Durch die Wahrnehmung von sozialen Robotern durch ältere Erwachsene soll diese Arbeit das bereits vorhandene Wissen über den Einsatz von Robotern in der Altenpflege vertiefen und zum Ziel einer verantwortungsvollen Gestaltung, Implementierung und Nutzung beitragen. Der Zweck dieser Literaturübersicht ist es, die Möglichkeiten zu identifizieren, die durch den Einsatz von sozialen Robotern entstehen, um älteren Menschen zu helfen. Zu diesen Möglichkeiten gehören (1) die Interaktion mit dem Roboter, (2) die Nutzung des Roboters als Begleiter (3) die Unterstützung bei der sozialen Interaktion und Kommunikation sowie (4) die Nutzung zur Entlastung der Pflegekräfte. In der Übersicht werden sämtliche sozialen Roboter untersucht und aktuelle Arbeiten auf diesem Gebiet vorgestellt. Dabei wird bewusst darauf verzichtet, sich auf eine bestimmte Anwendung oder einen spezifischen Robotertyp zu beschränken.

Das Ziel dieser systematischen Literaturanalyse ist es, mehr Erkenntnisse darüber zu gewinnen, wie ältere Erwachsene den Einsatz von sozialen Robotern in der Altenpflege erleben, wahrnehmen, denken und empfinden.

Im Folgenden werden zunächst die theoretischen Grundlagen von Robotern in der Pflege dargestellt (Kapitel 2). Anschließend wird die Methodik der Arbeit erläutert und ein Überblick über die eingeschlossenen Arbeiten gegeben (Kapitel 3). Im nächsten Schritt werden die Ergebnisse der Suche vorgestellt (Kapitel 4). Im Anschluss werden die Studienergebnisse der Arbeiten beschrieben (Kapitel 5). Abschließend werden die Ergebnisse diskutiert (Kapitel 6) und eine Reihe unerforschter Möglichkeiten für zukünftige Arbeiten vorgestellt (Kapitel 7).

2 Theoretischer Hintergrund: Robotik in der Pflege

Einige Autoren haben sich die letzten Jahrzehnte damit bestätigt, sowohl Serviceroboter als auch soziale Roboter zu definieren. Die Definitionen werden in diesem Kapitel ausführlich erläutert, um ein besseres Verständnis bezüglich dieser Roboter in der Altenpflege zu schaffen.

2.1 Serviceroboter

In der deutschsprachigen Fachliteratur ist der Begriff Serviceroboter bzw. Service-Robotik gängiger, im Vergleich zum Begriff Pflegeroboter bzw. Pflege-Robotik [59, p. 31]. In der Arbeit von Pijetlovic wird der Begriff Pflegeroboter verwendet, um zu betonen, dass es sich explizit um Robotik in der (Alten-)Pflege handelt [59, p. 31]. Die Bezeichnung soll „viel pragmatischer und weiter gefasst werden als das Bild einer menschenähnlichen Maschine, die Pflegeaufgaben übernimmt" [59, p. 31].

„A care robot is one that is used in the care of persons in general" [73].

Laut van Wynsberghe (2013) gibt es keine eindeutige Definition für Pflegeroboter, da sie sich von ihrer Optik und ihren Fähigkeiten, beispielsweise der Sprach-, Gesichts- oder Emotionserkennung, voneinander unterscheiden [73, p. 409]. Die Pflege-Roboter können flexibel anhand des Anwendungsgebiets (z.B. eine Pflegeeinrichtung), seines Anwendungszwecks oder der Benutzer/-innen (z.B. Pflegekräfte oder Pflegeempfangende) definiert werden [73, p. 409]. Im Grunde genommen, handelt es sich bei Pflegerobotern um Roboter, die in einem Krankenhaus, in der stationären und ambulanten Pflege eingesetzt werden oder von Pflegekräften bzw. Pflegebedürftigen benutzt werden oder ausschließlich dem Zweck dienen, die Pflege von Menschen zu erleichtern [73, p. 409].

Anders als Industrieroboter sind Serviceroboter dazu da, um die Dienstleistungen für den Menschen außerhalb der Produktion zu erbringen [59, p. 35]. Sie unterscheiden sich in Aufbau und Funktionen deutlich von Industrierobotern [59, p. 35].

Industrieroboter führen in großen Produktionsstätten ausschließlich, hochpräzise, aufeinander abgestimmte und unveränderliche Aufgaben, z.B. in der Automobilindustrie, aus [41, p. 6]. Eine allgemein anerkannte Definition für Industrieroboter, festgelegt durch den VDI, lautet:

„Industrieroboter sind universell einsetzbare Bewegungsautomaten mit mehreren Achsen, deren Bewegungen hinsichtlich Bewegungsfolge und Wegen bzw. Winkeln frei programmierbar und gegebenenfalls sensorgeführt sind. Sie sind mit Greifern, Werkzeugen oder anderen Fertigungsmitteln ausrüstbar und können Handhabungs- und/oder Fertigungsaufgaben ausführen" [53, p. 7].

In Abgrenzung zu Industrierobotern werden nach der ISO-Norm 8373 alle Roboter als Serviceroboter definiert, die nicht in einem vollautomatisierten Umfeld zum Einsatz kommen [34]. Serviceroboter müssen in einer sich ständig ändernden Umfeld agieren können [32, p. 6]. Um dies zu verwirklichen, müssen sie lernen, sich anzupassen und Fehler autonom zu korrigieren [32, p. 6]. Die geläufigsten Begriffsbestimmungen verdeutlichen, dass bei Servicerobotern der direkte Nutzen für den Menschen im Mittelpunkt steht und explizit auf die zu verrichtenden Dienstleistung verwiesen wird;

1) *„Ein Serviceroboter ist eine frei programmierbare Bewegungseinrichtung, die teil- oder vollautomatisch Dienstleistungen verrichtet. Dienstleistungen sind dabei Tätigkeiten, die nicht der direkten industriellen Erzeugung von Sachgütern, sondern der Verrichtung von Leistungen für Menschen und Einrichtungen dienen" [66].*

Ein Serviceroboter ist gemäß der aktuellen Definition der International Federation of Robotics (IFR), die seit 2012 in der ISO-Norm 8373 festgelegt ist, ein Roboter, der teil- oder vollautonom Dienstleistungen zum Nutzen menschlichen Wohlbefindens und für Einrichtungen oder für Aufgaben außerhalb der industriellen Produktion ausführt;

2) *„A service robot is a robot that performs useful tasks for humans or equipment excluding industrial automation application" [34].*

Der IFR kategorisiert Serviceroboter in die zwei folgenden Einsatzfelder: 1) Serviceroboter für gewerbliche/betriebliche Anwendungen (*professional service robot*) und 2) Serviceroboter für den persönlichen/häuslichen Gebrauch *(personal service robot)* [33, p. 1]. Ein *professional service robot* ist ein Serviceroboter, der für kommerzielle Aufgaben eingesetzt und durch üblicherweise durch eingewiesene Personen bedient wird [33, p. 1]. Ein *personal service robot* wird für persönliche bzw. domestische Zwecke durch die Bedienung von Laien angewendet [33, p. 1].

2.2 Soziale Roboter

Nach Bendel (2018) unterscheiden sich soziale Roboter von reinen Servicerobotern dadurch, dass sie während der Ausführung von Diensten Verhaltensweisen simulieren, die an der zwischenmenschlichen Kommunikation orientiert sind [6, p. 65].

Andere Bezeichnungen für soziale Roboter sind sozial interagierende Roboter oder auch sozial assistierende Roboter [6, p. 65]. Um den Begriff "sozial" im Kontext von assistierenden Robotern zu definieren, wird auf mehrere, sich überlappende, Definitionen der Begriffe "soziale Fähigkeiten", "Soziabilität" und "soziale Intelligenz" zurückgegriffen [40]. Nach der Definition von Feil-Seifer et al. sind "sozial assistierende Roboter (SAR)" eine Kombination aus "assistierenden Robotern (AR)" und "sozial interaktiven Robotern (SIR)" [23, 24]. Ein sozial assistierender Roboter wird als eine maschinelle Unterstützung für einen menschlichen Benutzer definiert [23, 24]. Dies bedeutet, dass der Roboter dafür bestimmt ist, Informationen bereitzustellen oder Tätigkeiten durchzuführen, um jemandem zu helfen [23, 24]. Es geht dabei nicht zwingend um körperliche oder geistige Einschränkungen: Selbst ein Roboter, der Anweisungen gibt, kann als assistierend bezeichnet werden [23, 24].

In den Arbeiten von Breazeal und Scassellati (1999), sowie Duffy et al. (1999) wird die soziale Robotik folgendermaßen beschrieben:

„Soziale Roboter sind Roboter, die mit Menschen und untereinander auf sozial akzeptable Weise interagieren, ihre Absichten auf eine für den Menschen wahrnehmbare Weise vermitteln und in der Lage sind, mit anderen Agenten, seien es Menschen oder Roboter, Ziele zu vereinbaren" [3, 9].

Soziale Roboter sollten für eine optimale Mensch-Roboter-Interaktion in der Lage sein, sich ihrer Umwelt anzupassen, schnell auf unerwartete Geschehnisse zu reagieren, mit anderen Robotern zu interagieren, mit dem Wahrgenommenen umzugehen und Probleme zu lösen, um ein bestimmtes Ziel zu erreichen [3]. Soziale Roboter finden nach Dautenhahn (2002) Anwendung z. B. in der Medizin, in der Therapie, in der Rehabilitation und in der Pflege [15]. Menschen nutzen die Optik und die Eigenschaften der Roboter, um Eindrücke zu kategorisieren und zu bilden [22]. Menschen tendieren dazu, den Wesenszug eines Roboters zu analysieren, um ihm einen sozialen Platz und eine Kompetenz zuzuweisen [22]. Die Definition dieser

Abfolge lautet Anthropomorphismus und bedeutet die Zuweisung menschlicher Eigenschaften an nichtmenschliche Wesen [22].

2.3 Klassifizierung von sozialen Robotern

In diesem Abschnitt werden die Unterkategorien von sozialen Robotern genauer betrachtet, um im weiteren Verlauf der Arbeit eine bessere Nachvollziehbarkeit der Klassifizierung zu gewährleisten. Die Autoren Klein et al. (2018) haben eine klare Klassifizierung von Pflegerobotern erstellt, indem sie 170 Robotersysteme untersucht und verschiedenen Einsatzfeldern zugeordnet haben [41, p. 11]. Eine vereinfachte Darstellung dieser Einsatzfelder kann in Abbildung 1 gefunden werden [41, p. 12]. Die Autoren betonen, dass die Grenzen zwischen den Einsatzfeldern fließend sind und die Abbildung nur als eine Hilfe zur Strukturierung angesehen werden soll [41, p. 12].

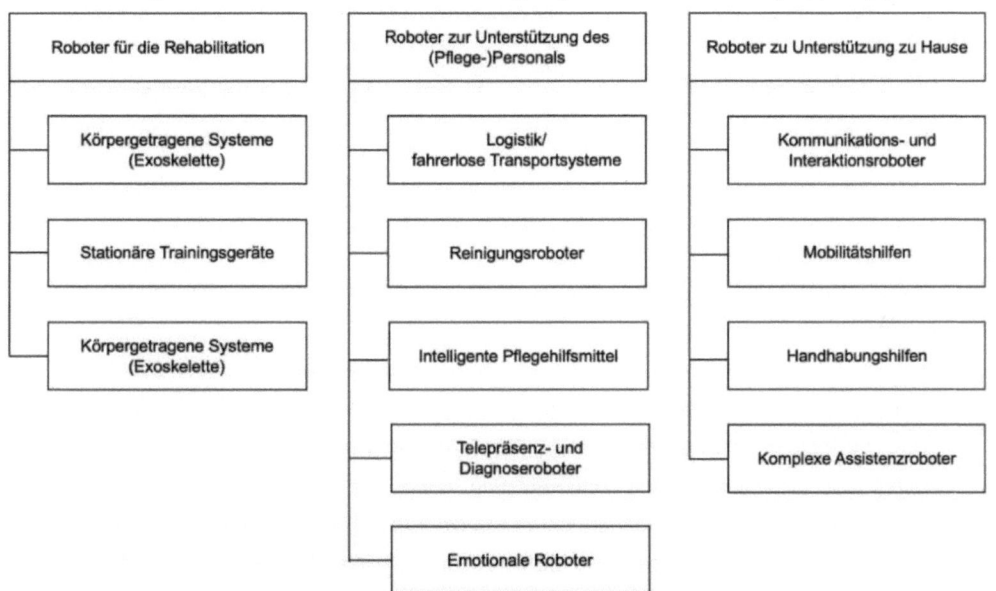

Abbildung 1 Eigene Darstellung. Einsatzfelder für Robotersysteme in der Gesundheitswirtschaft. (Quelle: Klein et al., 2018, Robotik in der Gesundheitswirtschaft, S. 12)

Diese Arbeit konzentriert sich auf zwei Einsatzfelder: "Roboter zur Unterstützung des (Pflege-)Personals" und "Roboter zur Unterstützung zu Hause". Das Einsatzfeld "Roboter für die Rehabilitation" wird hier ausgeschlossen, da sich diese Arbeit nicht mit dem Bereich Rehabilitation befasst und somit irrelevant ist. Relevant sind Telepräsenz- und Diagnoseroboter, emotionale Roboter, Kommunikations- und

Interaktionsroboter sowie komplexe Assistenzroboter (Abbildung 2). Die anderen Robotersysteme der beiden Unterkategorien werden, laut den vorher genannten Definitionen (Kapitel 2.2), nicht als soziale Roboter betrachtet und somit in dieser Arbeit nicht weiter erläutert.

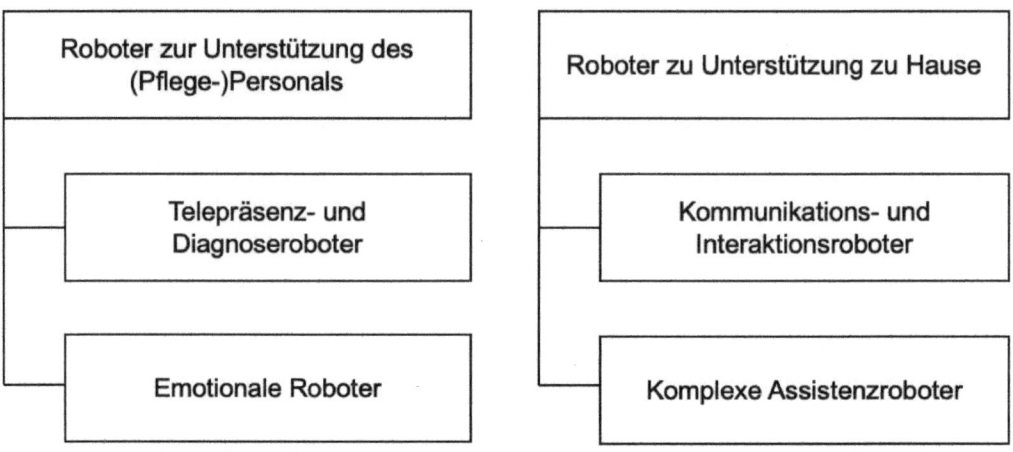

Abbildung 2 Eigene Darstellung. Einsatzfelder im Fokus. (Quelle: Klein et al., 2018, Robotik in der Gesundheitswirtschaft, S. 12)

2.3.1 Roboter zur Unterstützung des Pflegepersonals: Telepräsenzroboter und emotionale Roboter

Dieser Absatz beschreibt Bedarfe und Anforderungen des Pflegepersonals in Pflegeeinrichtungen, die durch interdisziplinäre Forschungsprojekte wie "WiMi-Care" und "SeRoDi" ermittelt wurden [10, 26]. Die Ergebnisse zeigen, dass Pflegekräfte vor allem bei Routinetätigkeiten Unterstützung benötigen [41, p. 29]. Die Studien identifizierten vielseitige Aufgaben, bei denen die Robotik eine sinnvolle Unterstützung darstellen könnte, z.B. bei Transfers, Dokumentation, Nachtschicht, Notfällen, Getränkeversorgung, Begleitung zu Veranstaltungen, Erinnerungen an Termine, Kommunikationsmittel und Unterhaltung von Bewohnenden [41, p. 30].

Telepräsenzroboter werden in der Pflege eingesetzt, um älteren Menschen zu helfen, mit Angehörigen und Pflegepersonal in Kontakt zu bleiben, ohne das Haus verlassen zu müssen [41, pp. 53-54]. Die Steuerung erfolgt über eine Software-Anwendung, die es dem Benutzer ermöglicht, den Roboter zu steuern und die Umgebung zu sehen und zu hören [41, pp. 53-54]. Telepräsenzroboter können Zeit und Kosten sparen und die

Effizienz erhöhen, da Pflegekräfte mehrere Pflegebedürftige gleichzeitig behandeln können [41, pp. 53-54]. Außerdem können sie den Zugang zu medizinischen Dienstleistungen in entfernten oder schwer zugänglichen Gebieten verbessern [41, pp. 53-54].

Telepräsenzroboter sind mittlerweile käuflich erwerblich und es gibt viele Erprobungs- und Pilotprojekte, die sich mit den möglichen Anwendungsfeldern beschäftigen [41, p. 55]. Besonders im Bereich des "Ageing in place" werden Telepräsenzsysteme auf Gebrauchstauglichkeit und Entwicklung von Anwendungsmöglichkeiten getestet, wobei der Telepräsenzroboter GIRAFF oft eingesetzt wird [42].

Es gibt zahlreiche internationale Projekte, welche sich mit Telepräsenzrobotern befassen, wie z.B. das EU-Projekt "ExCITE" [20], dass die Anforderungen an soziale Interaktionen im Rahmen einer Längsschnittstudie mit älteren Menschen und Menschen mit Kognitionseinschränkungen in verschiedenen Ländern (Italien, Schweden und Spanien) analysiert hat [11]. In Australien wurde eine Machbarkeitsstudie durchgeführt, in welcher die Potenziale von GIRAFF in einer Altenpflegeeinrichtung für die Kommunikation zwischen Menschen mit Demenz und ihren Angehörigen untersucht wurden [51]. In Deutschland werden Telepräsenzsysteme wie GIRAFF, VGo und Double in Forschungsprojekten und Ausstellungen auf ihre Gebrauchstauglichkeit, Akzeptanz und mögliche Anwendungsfelder getestet [18, 42, 74]. Es wurde festgestellt, dass Telepräsenzroboter insbesondere für ans Haus gebundene Menschen geeignet sind, aber der Einsatz verbesserte Übertragungsraten und bessere Objekterkennung erfordert [41, p. 57]. Es ist auch sinnvoll, die Kommunikationsstrukturen für die virtuelle Kommunikation anzupassen [41, p. 57].

Emotionale Roboter bzw. emotionssensitive Roboter besitzen die Fähigkeit, Einstellungen und Emotionen von Menschen zu erkennen, zu interpretieren und zu simulieren [41, p. 61]. Sie setzen verbale und nichtverbale soziale Signale wie Blickkontakt, Nicken oder Kopfschütteln ein, um menschliche Interaktionen zu fördern [48]. Der Roboter sollte in der Lage sein, zu erkennen, wenn das Interesse des Benutzers abnimmt, um entsprechend zu reagieren [48]. Ziel ist es, dass der emotionale Roboter zwischenmenschliche Kontakte anregt, Nähe vermittelt und positive Reaktionen auslöst [4].

Emotionale Roboter sind seit etwa zehn Jahren im Handel erhältlich und werden aufgrund ihres Kindchenschemas als niedlich empfunden [41, p. 61]. Sie können auf das Verhalten des Nutzers reagieren und eine emotionale Beziehung zum Roboter ermöglichen [41, p. 61]. Institutionelle Versorgungsangebote können diese Roboter in Therapien oder Aktivitäten integrieren, um das Wohlbefinden zu fördern oder therapeutische Ziele zu erreichen, insbesondere bei alten oder pflegebedürftigen Menschen [44]. Im Jahr 2004 wurden die Begriffe "robot psychology" und "robotherapy" eingeführt, die eine Vielzahl von Aspekten umfassen, einschließlich eines wissenschaftlichen Ansatzes zur Analyse des idealen Aussehens von Robotern für bestimmte Krankheitsbilder [44]. Es gibt tier- oder menschenähnliche Roboter, wobei tierähnliche Roboter wie PARO oder PLEO beliebt sind [44]. Emotionale Roboter wurden entwickelt, um Alternativen zu Tieren zu bieten und können in tier- oder robotergestützten Therapien oder Aktivitäten eingesetzt werden [4]. Studien zeigen eine hohe Akzeptanz und positive Auswirkungen emotionaler Roboter auf das psychische Wohlbefinden und das Gefühl von Einsamkeit, insbesondere bei demenziell erkrankten oder kognitiv gesunden älteren Menschen [19, 47, 65]. Dies legt nahe, dass emotionale Roboter nicht nur im Pflegekontext nützlich sind, sondern auch für eine breite Nutzergruppe einsetzbar sind [4].

2.3.2 Roboter zur Unterstützung zu Hause: Interaktionsroboter und komplexe Roboter
Roboter sollen älteren und pflegebedürftigen Menschen helfen, länger in ihren eigenen vier Wänden zu leben und verfügen gleicherweise über Anforderungen und Bedarfe der Praxis [41, pp. 67-68]. Es gibt Forschungsprojekte (wie z.B. das SRS-Projekt), die analysieren, wie Roboter am besten unterstützen können [25]. Hindernisse wie schwer handhabbare Gegenstände können mithilfe von Robotern überwunden werden [25]. Sicherheit und Intervention in Notsituationen sind wichtige Faktoren, die oft zu einem Umzug in eine Pflegeeinrichtung führen [25]. Eine VDE-Studie zeigt, dass 46% der Senioren Serviceroboter befürworten [49]. Die Akzeptanz hängt von verschiedenen Faktoren ab, z.B. sichtbarem Nutzen, Zuverlässigkeit, Anpassbarkeit und Datenschutz [49].

Interaktionsroboter werden vor allem zur Informationsunterstützung von älteren und pflegebedürftigen Menschen im häuslichen Umfeld eingesetzt, wie Klein et al. (2018) berichten [41, p. 70]. Die Roboter unterscheiden sich hauptsächlich in Größe und Preis [41, p. 70]. Große Interaktionsroboter kosten ab 10.000 Euro und können autonom in komplexeren Umgebungen navigieren [41, p. 70]. Kleine Interaktionsroboter, die meist unter 1000 Euro liegen, werden hauptsächlich für die Interaktion in begrenztem Raum verwendet [41, p. 70]. Aktuelle Forschungsprojekte arbeiten daran, mobile Roboter mit interaktiven Funktionen auszustatten, um sie als Kommunikationsassistenten zu nutzen [41, p. 70].

Einige Beispiele von bereits eingesetzten Interaktionsrobotern im häuslichen Umfeld werden von Klein et al. (2018) genannt [41, pp. 75-76]. So kommt beispielsweise der humanoide Roboter NAO von SoftBank Robotics bereits in Gesundheitseinrichtungen zum Einsatz [67]. Zora Bots setzt den Roboter ZORA ein, um ältere Menschen durch Turnübungen anzuregen [79]. Das koreanische Unternehmen „Robocare" hat das „Dementia Prevention System for Elder Care" entwickelt, um die Kognition älterer Menschen durch Spiele zu trainieren [61]. Der taiwanesische Roboter Zenbo von Asus wurde speziell für die Hausautomation entwickelt und bietet Funktionen wie Sprachsteuerung, Unterhaltung und Informationsbeschaffung, sowie die Steuerung anderer vernetzter Geräte im Haushalt [2].

Komplexe Assistenzroboter für das häusliche Umfeld sind fortschrittliche robotische Geräte, die in der Regel einen oder zwei Arme für die Manipulation besitzen [41, p. 92]. Sie wurden entwickelt, um Menschen im Haushalt bei alltäglichen Aufgaben zu unterstützen, wie zum Beispiel das Aufheben von Gegenständen oder das Zubereiten von Mahlzeiten [41, p. 92]. Besonders ältere Erwachsene mit physischen Einschränkungen, wie muskulären oder neurologischen Veränderungen, die Schwierigkeiten haben, typische tägliche Aktivitäten zu bewältigen, profitieren von diesen Entwicklungen [41, p. 92].

Ein Beispiel für einen fortschrittlichen Assistenzroboter ist Tiago von PAL Robotics, der seit 2015 als Forschungsplattform erhältlich ist [55]. Tiago verfügt über verschiedene Grundfunktionen wie die Erkennung von Objekten und Gesichtern, das autonome und kollisionsfreie Navigieren sowie das Manipulieren von Objekten mittels seines Greifarms [55].

3 Methoden

3.1 Fokus der systematischen Literaturanalyse

Bei dieser Studie handelt es sich um eine systematische Zusammenfassung, die den Einsatz von sozialen Robotern im Bereich der Altenpflege untersucht. Die Suche beschränkte sich auf von Experten begutachtete Forschungsartikel, die im Zeitraum von 2019 bis 2022 veröffentlicht wurden. Die Bereiche Robotik und künstliche Intelligenz in der Gesundheitswirtschaft unterliegen einem raschen Wandel, und diese Übersicht soll den aktuellen Stand der Forschung in diesem Bereich widerspiegeln.

Die Arbeit wird von den folgenden Forschungsfragen geleitet;

RQ1: Was wurde bisher über die soziale Akzeptanz von Robotern in den verschiedenen Einsatzfeldern in der Pflege untersucht?

RQ2: Welche Einstellungen haben die Menschen gegenüber Robotern in der Pflege?

3.2 Informationsquellen – Indexdatenbanken

Für die Suche wurden im Zeitraum Oktober bis November 2022 vier Online-Datenbanken ausgewählt: Google Scholar, IEEE Xplore, ACM Digital Library und PubMed. In der Datenbank ACM Digital Library und IEEE Xplore wurden lediglich Proceedings bzw. Conferences und Journals eingeschlossen. Bei der Suche wurden Studien ausgeschlossen, die in anderen Sprachen als Englisch veröffentlicht wurden.

Die Forschungsfragen haben drei Haupt-Suchbegriffe, nämlich Akzeptanz von sozialen Robotern, Einstellung gegenüber sozialen Robotern und Einsatzfelder in der Pflege. Die Zeichenfolge wurde für verschiedene Online-Datenbanken entsprechend den Anforderungen an die Schnittstelle angepasst, wobei die logische Reihenfolge konsistent blieb.

3.3 Suchbegriffe

Die Verkettung der Begriffe ergab den folgenden Suchstring:

ON ABSTRACT ((social robot OR care robot OR social assistive robot OR "robot")
AND (acceptance OR "acceptance" OR implementation OR experience) AND (elder
care OR nursing care OR geriatric care OR "care"))

In der Arbeit wurden Artikel ausgewertet, die soziale Roboter für die Pflege älterer Menschen betrachteten. Dies umfasste eine Überprüfung der verschiedenen Anwendungen, in denen die Roboter eingesetzt wurden, sowie die Ermittlung der sozialen und emotionalen Fähigkeiten der Roboter.

Die Einschlusskriterien waren, dass es sich bei dem Artikel um eine empirische Studie handelte, in der Daten über die direkten Interaktionen zwischen menschlichen Teilnehmenden (Pflegekräfte und Pflegebedürftige) und einem sozialen Roboter erhoben wurden. Die vorgeschlagenen Roboter sollten für eine Anwendung im Zusammenhang mit der Altenpflege stehen. Alle Artikel, die durch die Suchanfragen identifiziert wurden, wurden eingeschlossen, es sei denn, sie wurden aufgrund der unten aufgeführten Ausschlusskriterien ausgeschlossen. Artikel, die sich auf allgemeine soziale Roboterarchitekturen konzentrierten, wurden ausgeschlossen.

3.4 Kriterien für die Auswahl

Der Prozess der Studienauswahl erfolgte in drei Schritten.

Schritt 1: Die Ergebnisse der primären Suchstrategie wurden zunächst nur anhand der Abstracts gescreent, um völlig irrelevante Arbeiten herauszufiltern.

Schritt 2: Nach dem anfänglichen Screening der Arbeiten auf der Basis von Abstracts wurden die Studien ausgeschlossen, die nicht aus dem Bereich Pflege stammten und die keine empirische Methode verfolgten. Des Weiteren kamen Arbeiten nicht in Betracht, die sich nicht explizit mit sozialen Robotern im Pflegebereich befassen.

Schritt 3: Vor der Anwendung des Auswahlfilters wurden Duplikate aussortiert. Für den Fall, dass mehrere Veröffentlichungen einer Forschungsstudie für Konferenz- und erweiterte Zeitschriftenversionen vorlagen, wurde nur die Zeitschriftenfassung in die endgültigen Ergebnisse aufgenommen.

3.5 Analyse

Durch die Angabe eines Suchstrings gemäß Kapitel 3.3 wurden in verschiedenen Datenbanken Ergebnisse erzielt. Hierbei wurden ausschließlich Arbeiten herausgefiltert, die den vordefinierten Kriterien entsprachen (Tabelle 1). Die in die Endauswertung einbezogenen Arbeiten wurden mehrfach gesichtet und sämtliche relevante Informationen identifiziert und gekennzeichnet. Anschließend wurde anhand einer detaillierten Aufschlüsselung der Häufigkeiten der Merkmale der resultierenden Arbeiten in Bezug auf Forschungsmethoden und ERA-Rangfolge eine umfassende Analyse durchgeführt (Tabelle 2). Die Charakteristiken der Arbeiten wurden anhand einer Betrachtung der Studienorte (Tabelle 3), methodischen Ansätze und Probandendaten bestimmt. Abschließend wurden alle relevanten Informationen der Studien in einer Übersichtstabelle zusammengeführt (Tabelle 4).

4 Ergebnisse der Suche

Durch die Ausführung des Suchstrings in ausgewählten Ressourcen wurden insgesamt 4676 Ergebnisse für die Suche erhalten, aus denen die irrelevanten Arbeiten aufgrund einer mangelhaften Ausführung des Strings durch die Online-Datenbankschnittstellen herausgefiltert wurden. Somit verblieben nach einem ersten Screening (Schritt 1) insgesamt 107 relevante Arbeiten. Anschließend wurden die Ein- und Ausschlusskriterien in Schritt 2 überprüft, was dazu führte, dass 25 Studien übrigblieben. Im nächsten Schritt (Schritt 3) wurden die verbleibenden Arbeiten erneut gescreent, wodurch schließlich insgesamt 17 relevante Studien als Ergebnis der Suche identifiziert wurden. Eine detaillierte Übersicht über die Ergebnisse des Suchvorgangs ist in Tabelle 1 aufgeführt.

Datenbank	Ergebnisse	Schritt 1	Schritt 2	Schritt 3
Google Scholar	1050	36	0	0
IEEE Xplore	2330	25	7	3
ACM DL	1048	14	5	5
PubMed	248	32	9	9
Total	4676	107	25	17

Tabelle 1. Ergebnisse der Suche.

Tabelle 2 zeigt die detaillierte Aufschlüsselung der Häufigkeiten der Merkmale der resultierenden Arbeiten in Bezug auf die Forschungsmethoden und die ERA-Rangfolge.

ERA-Ranking (ERA-Rangfolge)	Mixed-Method (gemischte Methoden)	Qualitative Study (Qualitative Studie)	Quantitative Study (Quantitative Studie)
A*	S1, S8, S14		
A		S7	S4
B	S5		S10, S17
C	S2, S13	S12	S16
N/A	S6, S15	S3, S11	S9

Tabelle 2. Details zu den eingeschlossenen Studien: ERA-Ranking [21].

4.1 Charakterisierung der eingeschlossenen Studien

In der Übersichtsarbeit wurden, wie in Tabelle 4 dargestellt, insgesamt 17 Studien berücksichtigt. Von diesen 17 Studien verwendeten acht Studien einen Mixed-Method-Ansatz, fünf Studien einen quantitativen Ansatz und vier Studien einen qualitativen Ansatz. Dieser Pool von Arbeiten bildet die endgültige Auswahl für die Zusammenfassung der Ergebnisse.

Insgesamt wurden zwölf Beiträge in Fachzeitschriften und fünf Konferenzveröffentlichungen gefunden. Die meisten Veröffentlichungen stammen von der ACM, IEEE und JMIR die jeweils zehn Beiträge beisteuerten. Die übrigen Konferenzen und Fachzeitschriften haben jeweils sieben Studien beigesteuert.

Eine Analyse der Standorte, an denen die Studien durchgeführt wurden, ist ebenfalls von Interesse. Deutschland, Großbritannien, Neuseeland, Polen und Südkorea sind die Länder mit den meisten durchgeführten Studien (jeweils n=2) (siehe Tabelle 3). In den anderen Ländern wurde nur eine Studie durchgeführt. Bei einer noch allgemeineren Betrachtung ist Europa der Kontinent mit den meisten Studien (n=10), gefolgt von Asien mit fünf, Amerika mit zwei und Ozeanien mit zwei. Afrika ist mit keiner Arbeit in der Übersicht vertreten.

Deutschland	2	Südkorea	2	Italien	1	Schweden	1
Großbritannien	2	China	1	Japan	1	Spanien	1
Neuseeland	2	Dänemark	1	Kanada	1	Taiwan	1
Polen	2	Griechenland	1	Österreich	1	USA	1

Tabelle 3: Verortung der Studien aus den Übersichtsartikeln (bei denen ein einzelnes Land identifiziert werden konnte).

4.2 Methodischer Ansatz

In der Übersichtsarbeit wurden die Beiträge hinsichtlich ihrer Darstellung von Benutzerakzeptanz untersucht. Dabei wurde analysiert, wie sie ihre methodischen Ansätze darstellen.

In den meisten der untersuchten Arbeiten wird der methodische Ansatz in der Regel nicht ausdrücklich erläutert. Obwohl es in einer Reihe von Beiträgen um die Gestaltung von Technologie geht, geben beispielsweise nur zwei Beiträge ausdrücklich an, dass sie nutzerzentriertes Design [5, 8] und zwei weitere, dass sie einen partizipativen Designansatz [28, 56] verwenden (siehe Tabelle 4). Die restlichen Beiträge geben keine Auskunft darüber, ob sie in ihrem Designprozess einen spezifischen methodischen Ansatz verwendet haben. Während ein Beitrag seine Arbeit als Ethnographie beschreibt, machen die meisten anderen Beiträge dies nicht, zumindest nicht in Bezug auf bestimmte Teile ihrer Arbeit.

Für die Erfassung von Daten zur Beantwortung der Forschungsfragen der Studien wurden verschiedene Methoden angewendet. Die meisten Studien haben individuelle Fragebögen [5, 12, 13, 17, 28, 46, 60, 70–72] und Umfragen [52, 58] genutzt. Darüber hinaus haben viele Studien halbstrukturierte Interviews [5, 7, 13, 27, 28, 54, 56, 60, 70] oder halbstrukturierte Fokusgruppen/Gruppendiskussionen [8, 17, 58] eingesetzt. Einige Studien haben auch einen Workshop sowie Tagebuchnotizen verwendet, die in Kombination mit halbstrukturierten Interviews zum Einsatz kamen [7, 56].

4.3 Betrachtete Probandendaten

In den Studien wurden ältere Teilnehmende verschiedener Typen und Altersgruppen eingeschlossen, wobei die Altersspanne zwischen 54 und 108 Jahren lag (siehe Tabelle 4). Eine Studie untersucht Teilnehmende aus einem breiten Altersbereich von 19 bis 91 Jahren, wobei 273 Personen über 60 Jahre alt waren [71]. Bei einer anderen Studie sind die Altersdaten der älteren Erwachsenen unbekannt, jedoch war das Alter der Pflegekräfte in dieser Studie zwischen 26 und 62 Jahren bekannt [56].

In einigen Studien wird der kognitive Status der Probanden vermerkt: Eine Studie untersucht Teilnehmende mit mäßiger kognitiver Beeinträchtigung [27], eine weitere Studie untersucht Teilnehmende ohne schwere kognitive Beeinträchtigung [72] und eine weitere Studie untersucht Teilnehmende ohne kognitive Beeinträchtigung [46]. Die Studien decken auch ein breites Spektrum (n=6) an dementiellen Erkrankungen ab. Vier dieser Studien konzentrieren sich speziell auf Teilnehmende mit Demenz [12, 17, 54, 60], während Teilnehmende mit Demenz in den anderen beiden Studien Teil einer heterogeneren Gruppe von teilnehmenden Personen waren [7, 70]. Die verbleibenden Studien sind unklar oder erwähnten den kognitiven Status ihrer Teilnehmer/-innen nicht [5, 8, 13, 28, 52, 56, 58, 71].

Die Mehrzahl von den Studien (n=10) berichten über in Pflegeeinrichtung untergebrachte ältere Erwachsene [7, 8, 12, 17, 28, 52, 54, 56, 60, 72]. Davon wurden drei Studien in speziellen Einrichtungen ausgeführt; in einer Langzeitpflegeeinrichtung (n=2) und in einer Tagespflegeeinrichtung (n=1) [12, 52, 72]. Fünf Studien untersuchen ältere Erwachsene im privaten Umfeld. In einigen Studien (n=4) lebten die älteren Erwachsenen unabhängig in ihrem privaten Umfeld [27, 46, 58, 71]. In einer Studie ist bekannt, dass die Teilnehmenden alleinlebend sind [5]. Die verbleibenden zwei Studien beschreiben den Wohnort ihrer Teilnehmenden nicht eindeutig [13, 70]. In drei Studien wurden ältere Teilnehmende zur Datenerhebung rekrutiert (Labor [13], Kindertagesstätte [70], während Vorträge & Workshops [72]). Nach der Untersuchung her, sind in der Mehrzahl der Studien (n=12) nur ältere Erwachsene als Teilnehmer/-innen in die Auswertung miteinbezogen. Andere Studien [5, 8, 28, 52, 56] nutzen auch die Daten von Experten/-innen, Pflegebewohnende, Pflegepersonal oder Familienmitglieder bzw. Verwandte.

or, Jahr	Studienort	Studienziel	Studiendesign	Studienteilnehmende	Soziale Roboter
Bajones et 2020) [5]	Österreich, Griechenland, Schweden	In der Studie soll untersucht werden, wie ältere Erwachsene mit einem Roboter in ihrem privaten Umfeld interagieren. Der Fokus liegt auf wahrgenommener Sicherheit, Benutzerfreundlichkeit und Akzeptanz.	Mixed-Methods-Studie	16 Teilnehmende; 75-89 Jahre	Hobbit
Bradwell et 2022) [7]	Großbritannien	In der Studie soll die begrenzte Wirksamkeitsforschung von Haustierrobotern untersucht werden. Der Fokus liegt auf gute Akzeptanz und Umsetzbarkeit.	Mixed-Methods-Studie; RCT	83 Teilnehmende; 62-107 Jahre; u.a. Menschen mit Demenz	JfA-Katze und -Hund
Bradwell et 2021) [8]	Großbritannien	Die Studie soll nutzerzentrierte Einblicke in das Design von Roboterhaustieren aus der Sicht der wichtigsten Interessengruppen geben. Der Fokus liegt auf die Nutzeranforderungen.	Qualitative Studie	65 Teilnehmende, ältere Erwachsene	Paro, Miro, Pleo, JfA-Katze und -Hund,
Chen et al. 20) [12]	China	Die Studie zielt darauf ab, die Technologieakzeptanz bei Bewohnenden von Altenpflegeeinrichtungen mit Demenz nach dem direkten Kontakt mit einem humanoiden sozialen Roboter zu untersuchen.	Quantitative Studie; RCT	103 Teilnehmende; 67-108 Jahren; Menschen mit Demenz	Kabochan
Chu et al. 19) [13]	Taiwan	Die Studie zielt darauf ab, die Erwartungen älterer Erwachsener an Roboter zu verstehen und die Akzeptanzwerte älterer Erwachsener zu vergleichen.	Mixed-Methods-Studie	33 Teilnehmende; 59-82 Jahre; Taiwanesen/-innen	Paro, Zenbo
Dinesen et 2022) [17]	Dänemark	In dieser Studie soll untersucht werden, wie der soziale Roboter LOVOT mit Menschen mit Demenz interagiert und wie Fachkräfte des Gesundheitswesens die Arbeit mit LOVOT in ihrer Interaktion mit Menschen mit Demenz erleben.	Explorative Mixed-Methods-Studie	42 Teilnehmende; Menschen mit Demenz; 1.Gruppe: 12; 67-92 Jahre; 2.Gruppe: 30; 66-96 Jahre	LOVOT

S7 Gasteiger et al. (2022) [27]	Neuseeland	Die Studie soll die Nützlichkeit des Roboters und die Wahrnehmungen und Erfahrungen der Teilnehmenden mit seiner Nutzung untersuchen.	Deskriptive qualitative Studie	78 Teilnehmende; 72-83 Jahre; Neuseeländer/-innen, Engländer/-innen, Waliser/-innen	Bomy
S8 Gasteiger et al. (2022) [28]	Neuseeland, Südkorea	In diesem Projekt wird ein Heimroboter zur Stabilisierung der Stimmung und zur Verbesserung der kognitiven Fähigkeiten älterer Menschen mit leichter kognitiver Beeinträchtigung und altersbedingten Gesundheitsbedürfnissen entwickelt und bewertet.	Mixed-Methods-Studie; RCT; partizipativ	119 Teilnehmende; 74 ältere Erwachsene (54-101 Jahre), 37 Experten/-innen und 8 Betreuende/Angehörige	Silbot, Bomy
S9 Luperto et al. (2021) [46]	Italien, Spanien	In dieser Studie soll die Auswirkungen der Einführung eines neuartigen webbasierten Überwachungs- und Protokollierungssystems (MLS) auf die Zuverlässigkeit der SARs und die Benutzerakzeptanz analysiert werden.	Quantitative Studie	13 Teilnehmende; über 65 Jahre; Durchschnittsalter: 78 Jahre	Giraff-X
S10 Mucchiani et al. (2021) [52]	USA	In dieser Studie soll der Einsatz eines tragbaren sozialen Assistenzroboters (SAR) in einer Tagespflegeeinrichtung für ältere Erwachsene zum Screening von COVID-19-Symptomen und -Exposition untersucht werden.	Quantitative Studie	39 Teilnehmende über 61 Jahre; Afro-Amerikaner/-innen	Quori
S11 Nariai et al. (2021) [54]	Japan	Ziel dieser Studie ist es, die Auswirkungen von robotergestützter Freizeitgestaltung (RAR) in einem szenariobasierten Programm zu untersuchen.	Qualitative Studie	7 Teilnehmende; 60-90 Jahre; Menschen mit Demenz	AIBO
S12 Paluch et al. (2022) [56]	Deutschland	In der Studie soll untersucht werden, wie die Wahrnehmungen, Einstellungen und Praktiken von Pflegenden und Heimbewohnenden beim Experimentieren mit handelsüblichen Roboterkatzen und -hunden sind.	Ethnographische qualitative Studie; partizipativ	31 Teilnehmende; 4 Pflegekräfte (26-62 Jahre) und 27 Bewohnende	JfA-Katze und Hund

3 Park et al. 19) [58]	Südkorea	Das Ziel der Studie ist es, die Hauptanforderungen von in der Gemeinschaft lebenden älteren Erwachsenen im Hinblick auf die Connected Active Space-Technologie, die maßgeschneiderte Unterstützung bei der Bewältigung des täglichen Lebens durch robotische Dienstleistungen bietet, zu untersuchen.	Mixed-Methods-Studie	65-96 Jahre; 1. Gruppe: 234 Teilnehmende; 2.Gruppe: 23 Teilnehmende	Unbekannt
4 Pou-Prom al. (2020) [60]	Kanada	In der Studie soll die Durchführbarkeit und Wirkung eines Gesprächsroboters bei einer kognitiven Bewertungsaufgabe mit älteren Erwachsenen mit Alzheimer getestet werden.	Mixed-Methods-Studie	19 Teilnehmende; 67-96 Jahre; Menschen mit Alzheimer(-Demenz)	Ludwig
5 Striegl et al. 21) [70]	Deutschland	Das Ziel der Studie ist die erste Bewertung der drei allgemeinen Aspekte der Benutzerfreundlichkeit: Effektivität, Effizienz und Zufriedenheit, sowie die Bewertung der Machbarkeit und Akzeptanz eines VUI-basierten sozialen Assistenzroboters, der speziell für Menschen mit Demenz entwickelt wurde.	Mixed-Methods-Studie	12 Teilnehmende; 70-85 Jahre; u.a. Menschen mit Demenz	Unbekannt
6 Tobis et al. 21) [71]	Polen	Das Ziel der Studie ist es, ein Instrument zur Bewertung der Bedürfnisse und Anforderungen an den Einsatz von Robotern vorzustellen und zu validieren.	Quantitative Studie	720 Teilnehmende; 19-91 Jahre; darunter 273 Personen über 60 Jahre	Unbekannt
7 Tobis et al. 22) [72]	Polen	In der Studie soll untersucht werden, ob die Möglichkeit zur Interaktion mit der einzusetzenden Technologie einen Einfluss auf die Bewertungen der Befragten in diversen Bereichen der Bedürfnisse und Anforderungen an Sozialroboter für den Einsatz in der Pflege älterer Menschen hat.	Quantitative Studie	113 Teilnehmende; 80-94 Jahre	TIAGo

Tabelle 4. Die Tabelle zeigt eine Übersicht zu den 17 Studien der systematischen Literaturrecherche.

5 Ergebnisse der Studien

Der Ausgangspunkt für die vorliegende Zusammenfassung ist die anfängliche Charakterisierung der untersuchten Arbeiten und die daraus resultierenden wichtigen Ergebnisse. Im Folgenden werden die Möglichkeiten, die durch den Einsatz von sozialen Robotern in den untersuchten Arbeiten dokumentiert wurden, beschrieben.

5.1 Möglichkeiten durch sozialen Roboter

In der vorliegenden Analyse wurden diverse soziale Roboter untersucht und es wurden zahlreiche Möglichkeiten für Pflegebedürftige, Pflegepersonal und Angehörige identifiziert, die durch den Einsatz dieser Technologie entstehen. Zu diesen Möglichkeiten gehören (1) die Interaktion mit dem Roboter, (2) die Nutzung des Roboters als Begleiter (3) die Unterstützung bei der sozialen Interaktion und Kommunikation sowie (4) die Nutzung zur Entlastung der Pflegekräfte. Im Folgenden werden diese Möglichkeiten, die durch den Einsatz sozialer Roboter entstehen, näher beschrieben. Die verschiedenen Roboter werden dabei nach ihren Namen benannt, wie in der Tabelle 4 und 5 zu finden ist.

5.1.1 Interaktion mit dem Roboter

Die Ergebnisse der Studien zeigen, dass die meisten Bewohner/-innen gerne mit den Robotern interagierten [8]. Die Voraussetzung der Interaktion zwischen Teilnehmenden und Roboter ließ sich durch die Benutzerfreundlichkeit der Roboter schließen [17, 28, 52]. Die Interaktion mit den Robotern kann die Aktivität der Teilnehmenden ankurbeln. Beispielsweise veränderte sich mithilfe des Roboterhundes AIBO der Gemütszustand im Laufe der Aktivitäten von geschlossen zu offen [54]. Auf den Roboter Ludwig gab es gemischte Reaktionen, obwohl sich viele Teilnehmende positiv über ihre Interaktionen äußerten. Teilnehmende waren mit dem Roboter weniger gesprächig, mit menschlichen Gesprächspartnern/-innen flüssiger und reichhaltiger [60].

5.1.2 die Nutzung des Roboters als Begleiter

Es wird berichtet, dass die Teilnehmenden eine Beziehung zu den Robotern aufgebaut haben [7, 8, 12, 17, 52, 56]. Interviews und Beobachtungen der Pflegenden ergeben, dass die Roboter eine beruhigende Wirkung hatten, Ängste reduzierten, die Stimmung verbesserten und die Bewohnenden entspannten [7, 56]. Die Begleitroboter JfA-Hund

und JfA-Katze trugen weiterhin dazu bei, Einsamkeit zu verringern und den Bewohner/-innen Gesellschaft und Trost zu bieten [7]. Bei den Teilnehmenden konnten die JfA-Hunde und JfA-Katzen zudem ein Gefühl von Verantwortungsbewusstsein gegenüber den Robotertieren auslösen [56].

Eine andere Studie zeigt, dass die Bewohnenden ein gewisses Verständnis für die Technologie der Roboter hatten und gerne mit ihnen interagierten, obwohl sie wussten, dass es sich um Roboter und nicht um lebende Wesen handelte [8]. LOVOT hatte beispielsweise auf die Teilnehmende eine unterhaltsame und beruhigende Wirkung und erzeugte ein gewisses Maß an Glück und Fürsorge [17]. Bomy wurde von mehr als der Hälfte der Teilnehmer/-innen als Begleiter oder Freund gesehen, aber die meisten gaben an, dass ein Mangel an digitalem Vertrauen ein Hindernis für die Nutzung von Bomy darstellen würde [27].

Die quantitativen Ergebnisse mit dem SAR Quori stellen heraus, dass fast alle Teilnehmende auf die Fragen des Roboters antworteten und sich mit dem Roboter wohlzufühlen schienen [52]. Obwohl die meisten älteren Erwachsenen den Roboter empfohlen haben, würden sie dennoch die menschliche Beurteilung vorziehen [52]. In zwei anderen Studien bevorzugten ältere Teilnehmer/-innen die Rolle eines nützlichen Geräts gegenüber der eines Begleiters [27, 72].

5.1.3 Unterstützung bei der sozialen Interaktion und Kommunikation

Es stellt sich heraus, dass sich die sozialen Roboter positiv auf die Kommunikation und die sozialen Interaktionen der Teilnehmende auswirkten [8, 12, 17, 54, 56, 60, 70]. Qualitative Ergebnisse einer Studie deuten darauf hin, dass Roboter die Kommunikation fördern und soziale Verbindungen vermitteln [56]. Besonders bei Haustierrobotern stellt sich heraus, dass sie neue Formen der Interaktion und Konversation zwischen Pflegekräften und Bewohnenden ermöglichen, wobei die Bewohnenden aktiv an der Pflege teilnehmen und nicht nur passiv empfangen [8].

Personen mit Demenz scheinen besonders von Begleitrobotern zu profitieren, wie aus mehreren Studien hervorgeht [12, 17, 54, 60, 70]. Zum Beispiel hat der Roboter LOVOT dazu beigetragen, dass die Teilnehmer/-innen mehr miteinander und mit dem Personal kommunizieren und interagieren [17]. Der Roboter Ludwig konnte die Aufmerksamkeit von Teilnehmenden gewinnen, die sich gelangweilt oder uninteressiert an einer Unterhaltung mit einem/einer menschlichen Partner/-in zeigten

[60]. Allerdings waren die Teilnehmenden weniger gesprächig und konnten mit einem/einer menschlichen Gesprächspartner/-in flüssiger und reichhaltiger reden als mit dem Roboter [60].

5.1.4 Entlastung der Pflegekräfte

Die Anwendung von sozialen Robotern in der Altenpflege kann das Pflegepersonal entlasten [13, 27, 28, 56]. Die Roboter können effektiv zur Kommunikation zwischen den Pflegekräften und den Bewohnenden eingesetzt werden [17] und ermöglichen somit neue Formen der Interaktion und Konversation [56]. Darüber hinaus bieten sie technische Unterstützung, zum Beispiel bei der Erinnerung an Medikamente [27, 28] oder der Bereitstellung von kognitiv anregenden Spielen [28]. Soziale Roboter können älteren Menschen, die häufig unter Einsamkeit leiden, zur Verbesserung ihrer Lebensqualität beitragen, indem sie ihnen Unterhaltungsmöglichkeiten zur Verfügung stellen [7, 17] .

Bei der Verwendung von Robotern in der Pflege spielen persönliche und emotionale Faktoren der Pflegenden eine wichtige Rolle. Die Pflegekräfte reflektieren ihre Einstellung zum Einsatz von Technik in der Pflege sowie ihre berufliche Rolle, einschließlich eines ehrlichen und authentischen Auftretens [56]. Es ist den Pflegenden wichtig, dass die Bewohner/-innen nicht allein mit dem technischen Hilfsmittel bleiben, sondern weiterhin in soziale Beziehungen in einer fürsorglichen Umgebung eingebunden sind [56]. Es gibt jedoch verschiedene Facetten von Konfliktsituationen und moralischen Dilemmata, die im Verantwortungsbereich des Pflegepersonals liegen [56].

Anm. der Red.: Tabelle 5 wurde aus urheberrechtlichen Gründen entfernt.

6 Diskussion

Im Diskussionsteil dieser Arbeit wird sich mit der sozialen Akzeptanz von Robotern in der Altenpflege auseinandergesetzt. Insbesondere wird sich damit beschäftigt, was bisher über die Akzeptanz von Robotern in den verschiedenen Einsatzfeldern in der Pflege untersucht wurde und welche Einstellungen die Menschen gegenüber Robotern in der Pflege haben.

In der heutigen Zeit werden Robotertechnologien immer weiter entwickelt und eingesetzt, um menschliche Arbeit zu erleichtern und zu unterstützen. Besonders in der Altenpflege könnten Roboter eine sinnvolle Ergänzung sein, um die Herausforderungen des demographischen Wandels und des Fachkräftemangels zu bewältigen. Dies wirft die Frage auf, wie diese Entwicklung von den Menschen wahrgenommen wird und welche Auswirkungen sie auf die Pflegequalität hat.

Um diese Fragen zu beantworten, untersuchen zahlreiche Studien die soziale Akzeptanz von Robotern in der Altenpflege. Im weiteren Verlauf dieser Diskussion wird daher genauer auf die Ergebnisse der bisherigen Forschung eingegangen und die verschiedenen Einstellungen der Menschen gegenüber Robotern in der Pflege diskutiert. In dieser Arbeit wird eine Übersicht über soziale Roboter gegeben, die speziell für ältere Menschen entwickelt und in Studien mit menschlichen Teilnehmern/-innen bewertet wurden. Die Überprüfung beinhaltete verschiedene Anwendungen und Roboter, die in Studien aus verschiedenen Ländern eingesetzt wurden. Die Roboter wurden in vielen Situationen eingesetzt, z.B. bei der Verbindung von älteren Menschen mit entfernten Familienmitgliedern, bei der Begleitung, der Förderung der Gesundheit oder der therapeutischen Unterstützung sowie bei alltäglichen Aufgaben. Die Ergebnisse dieser Studien sind unterschiedlich und es gibt sowohl Menschen, die Roboter in der Pflege befürworten, als auch solche, die dagegen sind.

Die Untersuchungen ergeben, dass einige Menschen Roboter möglicherweise eher als ergänzendes Werkzeug zur Betreuung betrachten und nicht als Ersatz für menschliche Pflege [17, 71, 72]. Andererseits kam es auch vor, dass der Roboter ursprünglich als Werkzeug konzipiert war, jedoch von älteren Menschen als Begleiter wahrgenommen wurde [27]. Die Pflegekräfte selbst können auch Bedenken hinsichtlich neuer Technologien haben und es als unverantwortlich empfinden, ältere Bewohnende, insbesondere solche mit kognitiver Beeinträchtigung wie Demenz, allein mit Robotern zu lassen [56]. Die Pflegekräfte sollten die Rolle von Vermittlern übernehmen, wenn Roboter in einem Pflegeheim eingesetzt werden, um die Interpretation der Roboter den Pflegebewohnenden zu vermitteln [52, 56]. Das Ziel von assistierenden Technologien besteht tatsächlich darin, die Unabhängigkeit von älteren Menschen zu steigern und ihre Lebensqualität zu erhöhen [5, 7, 17, 27, 28, 46, 54]. Während einige Menschen besorgt sein könnten, dass eine Verringerung der Interaktion mit Pflegepersonal bei älteren Menschen negative Auswirkungen haben könnte, gibt es auch zahlreiche positive Effekte. Dazu zählen eine Reduktion von Stress, Unruhe und Einsamkeit, welche wiederum zu einer Verbesserung der sozialen Interaktionen führen können [7].

Ein möglicher Grund für die vergleichsweise geringe Anzahl an Studien zu sozialen Robotern könnte in der Komplexität der Entwicklung eines voll funktionsfähigen Roboters liegen. Viele der bisher eingesetzten Roboter in der Pflege wurden von einer Pflegeperson gesteuert oder verfügten lediglich über grundlegende Funktionen. Eine Entwicklung von Robotern, die tatsächlich im Alltag unterstützen können, stellt jedoch eine Vielzahl von Herausforderungen dar. Zum Beispiel waren einige Teilnehmende bei der fehlerhaften Reaktion des Roboters auf einen Befehl unsicher, ob sie selbst etwas falsch gemacht hatten oder ob die Fehlfunktion beim Roboter lag [5]. Dies verdeutlicht, dass ältere Nutzer durch die Verwendung neuer Technologien Unsicherheit und Ängste erfahren können. Es ist wichtig, diesen Effekt bei der Einführung neuer Technologien zu berücksichtigen [5]. Roboter müssen vielfältige Funktionen beherrschen, um erfolgreich helfen zu können. Dazu zählen beispielsweise das Verständnis für jeden Schritt der Aktivitäten, die Erkennung menschlicher Handlungen sowie das Verständnis für mögliche alternative Optionen [58]. Zudem sind Überwachungsfunktionen wie zum Beispiel Gesichts- und Emotionserkennung erforderlich, um zu erkennen, wann die Situation für die Benutzer schwierig wird [58].

In den durchgeführten Studien wird festgestellt, dass die Akzeptanz und Verwendung von Robotern stark von den unterschiedlichen Ansichten der Menschen abhängen, die an den Studien teilnahmen. Eine Herausforderung bestand darin, dass es schwierig war, Interaktionen mit den Robotern anzuregen. Jedoch lag dies meist nicht an mangelnder Akzeptanz, sondern vielmehr an der Treue der Teilnehmer/-innen, insbesondere bei der Verwendung von außersprachlichen Informationen wie Gestik, Mimik und Prosodie [60]. Frühere Studien zeigen, dass Roboter als Begleiter für ältere Erwachsene von Nutzen sein können [50, 75, 76]. Allerdings müssen bestimmte

Einschränkungen genauer untersucht und bewältigt werden, damit Roboter effektiv als Gesprächspartner/-in eingesetzt werden können [60]. In einer anderen Studie wird festgestellt, dass Bewohner/-innen, die von der Interaktion mit Robotern einen besonderen Nutzen hatten, tendenziell eher akzeptierten [7]. Dabei wird festgestellt, dass Bewohnende, die mit den Robotern interagierten, im Durchschnitt schwerere Demenzerkrankungen hatten, während Bewohnende, die nicht interagierten, als nur leicht dement eingestuft wurden [7].

Die Auswertung deutet darauf hin, dass soziale Roboter das Potenzial haben, die Benutzerfreundlichkeit von Technologie zu verbessern [12]. Wenn Mensch und Roboter positiv zusammenarbeiten, kann das auch die Einstellung zur Technologie und deren wahrgenommene Nützlichkeit beeinflussen [12]. Aktuelle Studien ergänzen frühere Forschungsergebnisse zur Technologieakzeptanz und deuten darauf hin, dass direkte Technologienutzung eine Vorläuferrolle bei Einstellungen und Überzeugungen spielen könnte [12]. Studiendesigns (wie z.B. RCTs) unterstützen die Idee, dass ältere Menschen nach der Interaktion mit einem sozialen Roboter eine erhöhte Flexibilität in Bezug auf die Akzeptanz von Technologie und insbesondere hinsichtlich der wahrgenommenen Benutzerfreundlichkeit zeigen können [12]. Diese Ergebnisse stimmen mit früheren Belegen überein, dass direkte Erfahrung dazu beitragen kann, die Einstellung gegenüber Technologie zu verbessern [35, 69]. Die Verwendung von sozialen Robotern hat sich als geeignet erwiesen, um älteren Menschen, insbesondere solchen mit Demenz, gerecht zu werden. Dies liegt daran, dass ältere Menschen, insbesondere solche mit Demenz, dazu tendieren, emotionale Beziehungen höher zu bewerten als zukünftige funktionale Bedürfnisse, wie von der sozioemotionalen selektiven Theorie betont [45]. Daher ist ein sozialer Roboter für ältere Erwachsene akzeptabler als Serviceroboter, die darauf abzielen, die funktionalen Fähigkeiten zu verbessern. Frühere Studien zeigen, dass ältere Erwachsene eher humanoide Robotern bevorzugen, da menschenähnliche Merkmale eine natürlichere Kommunikation ermöglichen als Roboter mit maschinenähnlichem Aussehen [78]. In einer einbezogenen Studie werden ebenfalls hauptsächlich Roboter mit menschenähnlichem Aussehen bevorzugt, insbesondere solche mit einem Gesicht (einschließlich Augen, Ohren, Mund, Beinen, Händen und Armen) [13]. Darüber hinaus haben besonders ältere Erwachsene mit Demenz oft Schwierigkeiten bei der Nutzung von Robotern aufgrund eines kognitiven Rückgangs, der es ihnen erschwert, die Bedienung des Roboters zu erlernen. In einer Studie interagiert der Roboter mit den

Bewohnenden beispielsweise durch Sprechen, Singen und leichte Bewegungen als Reaktion auf die gesprochenen Worte und Berührungen des Benutzers [12]. Diese Art der Interaktion und Steuerung wird als intuitiv empfunden und vertraut, was die kognitive Belastung reduziert und es älteren Menschen erleichtert, neue Informationen zu erlernen. Dies macht sie besonders vorteilhaft für ältere Menschen mit kognitiver Beeinträchtigung [12, 17].

Die inbegriffenen Studien wurden größtenteils während der Covid-19-Pandemie durchgeführt, was ein besseres Verständnis für den Einsatz und die Auswirkungen von Robotern während der Pandemie und der damit einhergehenden Abriegelung und Isolation ermöglichte [7]. Insbesondere Begleitroboter trugen dazu bei, die Einsamkeit zu lindern und den Bewohnenden Gesellschaft und Trost zu bieten, die für längere Zeit ohne Besucher oder gewöhnliche Ausflüge auskommen mussten [7]. Darüber hinaus wurden die Roboter eingesetzt, um die Bewohner/-innen bei der Selbstisolierung zu schützen [7].

Zuletzt wird eine Reihe unerforschter Möglichkeiten für zukünftige Arbeiten aufgeführt: Es besteht die Möglichkeit, dass die Akzeptanz von sozialen Robotern in der Altenpflege in verschiedenen Ländern aufgrund kultureller Unterschiede variieren kann. Eine Untersuchung, die die kulturellen Faktoren berücksichtigt, die diese Akzeptanz beeinflussen, könnte nützlich sein. Die Studie von Papadopoulos et al. (2020) beschreibt beispielsweise eine Interventionsstudie, die sich darauf konzentriert, ob und inwieweit kulturell kompetente Sozialroboter die Gesundheit und das Wohlbefinden älterer Erwachsener in Langzeitpflegeeinrichtungen verbessern können [57]. Die Studie ist Teil des CARESSES-Projekts, das darauf abzielt, kulturell kompetente Roboter zu entwerfen und zu evaluieren [57]. Die Studie untersuchte Bewohnerinnen und Bewohner von Langzeitpflegeeinrichtungen in England und Japan, die sich zur englischen, indischen oder japanischen Kultur zählen [57]. Die Ergebnisse der Studie umfassten die Wahrnehmung der kulturellen Kompetenz von Robotern, gesundheitsbezogene Lebensqualität, Einsamkeit, Zufriedenheit der Nutzer, Einstellung zu Robotern und Belastung der Pflegekräfte [57]. Die CARESSES-Studie ist eine der größten Studien ihrer Art und die erste, die die Rolle kultureller Kompetenz bei der Verbesserung des Wohlbefindens untersucht hat [57].

Bisher gibt es nur wenige Forschungsergebnisse darüber, wie wirksam soziale Roboter ältere Menschen bei der Bekämpfung von Einsamkeit unterstützen können.

Zukünftige Untersuchungen sollten sich darauf konzentrieren, die Wirksamkeit von Robotern bei der Verbesserung der emotionalen Gesundheit älterer Menschen zu erforschen. Lavin et al. (2022) stellen ein Studienprotokoll vor, in dem sie eine randomisierte, kontrollierte Studie beschreiben, die die Auswirkungen einer Intervention mit humanoiden Robotern auf die Einsamkeit und psychische Gesundheit von Bewohnern von Langzeitpflegeeinrichtungen mit der üblichen Behandlung vergleicht [43]. Die Studie bewertet die Veränderungen in Bezug auf Einsamkeit, Schweregrad der Depression, Stress und andere explorative Ergebnisse wie Angst, Lebensqualität und Verringerung der Inanspruchnahme akuter Gesundheitsversorgung [43]. Zudem wird die Durchführbarkeit und Akzeptanz der Intervention mit Hilfe qualitativer Methoden bewertet [43]. Die vorgeschlagene Studie ist die erste RCT, die die Auswirkungen eines humanoiden Roboters auf die psychische Gesundheit älterer Menschen in Langzeitpflegeeinrichtungen untersucht [43].

Es gibt noch viele weitere unerforschte Möglichkeiten für den Einsatz von Robotern in der Altenpflege. Es gibt beispielsweise Bedürfnisse von Menschen mit kognitiven Beeinträchtigungen oder Demenz, die von herkömmlichen Robotern nicht immer erfüllt werden können. Eine zukünftige Arbeit könnte sich darauf konzentrieren, spezialisierte Roboter zu entwickeln, die diesen Bedürfnissen gerecht werden. Außerdem kann der Einsatz von Robotern in der Altenpflege Auswirkungen auf die Gesellschaft haben. Eine zukünftige Studie könnte sich darauf konzentrieren, diese Auswirkungen zu untersuchen und zu bewerten, um besser zu verstehen, wie Roboter am besten eingesetzt werden können. Eine zukünftige Untersuchung könnte sich ebenfalls mit den Auswirkungen des Einsatzes von Robotern in der Altenpflege auf die Arbeitsbedingungen von Pflegekräften befassen, um sicherzustellen, dass der Einsatz von Robotern dazu beiträgt, die Arbeitsbedingungen zu verbessern.

7 Fazit

Der Einsatz sozialer Roboter in der Altenpflege ist ein kontrovers diskutiertes Thema, das eine Vielzahl von Aspekten umfasst. Die Akzeptanz von Robotern in der Altenpflege hängt von verschiedenen Faktoren ab, wie beispielsweise dem Design, der Interaktion und der Funktionalität der Roboter. Eine positive Einstellung gegenüber Robotern kann dazu beitragen, die Akzeptanz zu erhöhen.

Die Interaktion zwischen den Robotern und den älteren Menschen spielt eine entscheidende Rolle für den erfolgreichen Einsatz sozialer Roboter in der Altenpflege. Hierbei ist es wichtig, dass die Roboter über eine natürliche und intuitive Interaktion verfügen, um den Bedürfnissen und Fähigkeiten älterer Menschen gerecht zu werden.

Um die Bedarfe älterer Menschen in der Altenpflege zu unterstützen, sollten die Einsatzfelder der Roboter sorgfältig ausgewählt werden. Hierbei ist es wichtig, dass die Roboter die Bedürfnisse älterer Menschen ergänzen und unterstützen, anstatt sie zu ersetzen.

Insgesamt zeigt sich, dass der Einsatz sozialer Roboter in der Altenpflege Potenzial hat, um die Pflege älterer Menschen zu unterstützen und zu verbessern. Die kontinuierliche Entwicklung und Verbesserung der Technologie sowie eine offene Einstellung gegenüber dem Einsatz von Robotern in der Altenpflege können dazu beitragen, die Akzeptanz und Wirksamkeit von sozialen Robotern in der Altenpflege zu erhöhen.

Literaturverzeichnis

[1] Aist, *PARO*. [Online]: http://www.parorobots.com/ [Zuletzt abgerufen am 27.03.2023].

[2] ASUS, *Zenbo*. [Online]: https://zenbo.asus.com/ [Zuletzt abgerufen am 27.03.2023].

[3] B. Duffy, C. Rooney, Gregory M. P. O'Hare, and R. O'Donoghue, "What is a social robot?," 1999.

[4] S. Baisch *et al.*, "Emotionale Roboter im Pflegekontext: Empirische Analyse des bisherigen Einsatzes und der Wirkungen von Paro und Pleo," (in ger), *Zeitschrift für Gerontologie + Geriatrie*, 2018.

[5] M. Bajones *et al.*, "Results of Field Trials with a Mobile Service Robot for Older Adults in 16 Private Households," *J. Hum.-Robot Interact.*, vol. 9, no. 2, pp. 1–27, 2020, doi: 10.1145/3368554.

[6] O. Bendel, Ed., *Pflegeroboter*. Wiesbaden: Springer Gabler, 2018.

[7] H. Bradwell, K. J. Edwards, R. Winnington, S. Thill, V. Allgar, and R. B. Jones, "Implementing Affordable Socially Assistive Pet Robots in Care Homes Before and During the COVID-19 Pandemic: Stratified Cluster Randomized Controlled Trial and Mixed Methods Study," *JMIR aging*, vol. 5, no. 3, e38864, 2022, doi: 10.2196/38864.

[8] H. L. Bradwell, K. Edwards, D. Shenton, R. Winnington, S. Thill, and R. B. Jones, "User-Centered Design of Companion Robot Pets Involving Care Home Resident-Robot Interactions and Focus Groups With Residents, Staff, and Family: Qualitative Study," *JMIR rehabilitation and assistive technologies*, vol. 8, no. 4, e30337, 2021, doi: 10.2196/30337.

[9] C. Breazeal and B. Scassellati, "A Context-Dependent Attention System for a Social Robot," *IJCAI International Joint Conference on Artificial Intelligence*, vol. 2, 1999.

[10] Bundesministerium für Bildung und Forschung (BMBF), *Förderung des Wissenstransfers für eine aktive Mitgestaltung des Pflegesektors durch Mikrosystemtechnik (WiMi-Care)*. [Online]: https://www.uni-due.de/wimi-care/ [Zuletzt abgerufen am 28.03.2023].

[11] A. Cesta, S. Coradeschi, G. Cortellessa, J. González-Jiménez, L. Tiberio, and S. von Rump, "Enabling Social Interaction Through Embodiment in ExCITE," *ForItAAL: Second Italian Forum on Ambient Assisted Living*, 2010.

[12] K. Chen, V. W.Q. Lou, and M. Y. Wai, "Changes in technology acceptance among older people with dementia: the role of social robot engagement," *International Journal of Medical Informatics*, 2020.

[13] L. Chu *et al.*, "Identifying Features that Enhance Older Adults' Acceptance of Robots: A Mixed Methods Study," *Gerontology*, vol. 65, no. 4, pp. 441–450, 2019, doi: 10.1159/000494881.

[14] Consequential Robotics, *MiRo*. [Online]: http://consequentialrobotics.com/miro-beta [Zuletzt abgerufen am 27.03.2023].

[15] K. Dautenhahn, "Design spaces and niche spaces of believable social robots," in 2002, pp. 192–197.

[16] David Fischinger *et al.*, "Hobbit, a care robot supporting independent living at home: First prototype and lessons learned," *Robotics and Autonomous Systems*, vol. 75, pp. 60–78, 2016, doi: 10.1016/j.robot.2014.09.029.

[17] B. Dinesen *et al.*, "Use of a Social Robot (LOVOT) for Persons With Dementia: Exploratory Study," *JMIR rehabilitation and assistive technologies*, vol. 9, no. 3, e36505, 2022, doi: 10.2196/36505.

[18] *Double*. [Online]: https://www.doublerobotics.com/ [Zuletzt abgerufen am 27.03.2023].

[19] Elaine Mordoch, Angela Osterreicher, Lorna Guse, Kerstin Roger, and Genevieve N. Thompson, "Use of social commitment robots in the care of elderly people with dementia: a literature review," *Maturitas*, 74 1, pp. 14–20, 2013.

[20] Enabling SoCial Interaction through Embodient: *ExCITE*. [Online]: http://www.aal-europe.eu/projects/excite/ [Zuletzt abgerufen am 27.03.2023].

[21] *ERA's rankings of conferences and journals*. [Online]: http://direction.bordeaux.inria.fr/~roussel/rankings/era/index.cgi?q= [Zuletzt abgerufen am 02.02.2023].

[22] F. Eyssel and D. Kuchenbrandt, "Social categorization of social robots: anthropomorphism as a function of robot group membership," *The British journal of social psychology*, vol. 51, no. 4, pp. 724–731, 2012, doi: 10.1111/j.2044-8309.2011.02082.x.

[23] D. Feil-Seifer and M. Matarić, "Defining Socially Assistive Robotics," in 2005, pp. 465–468.

[24] D. Feil-Seifer, K. Skinner, and M. Matarić, "Benchmarks for Evaluating Socially Assistive Robotics," *Interaction Studies*, vol. 8, pp. 423–439, 2007, doi: 10.1075/is.8.3.07fei.

[25] Fraunhofer, *SRS*. [Online]: https://www.aal.fraunhofer.de/de/projekte/srs.html [Zuletzt abgerufen am 27.03.2023].

[26] Fraunhofer IPA, *SeRoDi - Servicerobotik zur Unterstützung bei personenbezogenen Dienstleistungen*. [Online]: https://www.ipa.fraunhofer.de/de/referenzprojekte/serodi.html [Zuletzt abgerufen am 28.03.2023].

[27] N. Gasteiger *et al.*, "Older adults' experiences and perceptions of living with Bomy, an assistive dailycare robot: a qualitative study," *Assistive technology : the official journal of RESNA*, vol. 34, no. 4, pp. 487–497, 2022, doi: 10.1080/10400435.2021.1877210.

[28] N. Gasteiger *et al.*, "Participatory Design, Development, and Testing of Assistive Health Robots with Older Adults: An International Four-year Project," *ACM Transactions on Human-Robot Interaction*, vol. 11, 2022, doi: 10.1145/3533726.

[29] Giraff Technologies, *Giraff-X*. [Online]: https://telepresencerobots.com/robots/giraff-telepresence/ [Zuletzt abgerufen am 27.03.2023].

[30] Groove X, *LOVOT*. [Online]: https://groove-x.com/en/ [Zuletzt abgerufen am 27.03.2023].

[31] Hanson Robotics, *Quori*. [Online]: https://robots.ros.org/quori/ [Zuletzt abgerufen am 01.04.2023].

[32] Institut für Innovation und Technik, "Akzeptanz von Servicerobotern: Tools und Strategien für den erfolgreichen betrieblichen Einsatz," Bundesministerium für Wirtschaft und Energie (BMWi), 2019.

[33] International Federation of Robotics, *The Impact of Robots on Productivity, Employment and Jobs*. positioning paper. [Online]: https://ifr.org/img/office/IFR_The_Impact_of_Robots_on_Employment.pdf [Zuletzt abgerufen am 23.03.2023].

[34] International Organization for Standardization, *ISO 8373: Robots and robotic devices - vocabulary = Robots et composants robotiques - vocabulaire [Zuletzt abgerufen am 27.03.2023]*.

[35] G. M. Jay and S. L. Willis, "Influence of direct computer experience on older adults' attitudes toward computers," *Journal of gerontology*, vol. 47, no. 4, P250-7, 1992, doi: 10.1093/geronj/47.4.p250.

[36] Jetta Company Limited, *PLEO*. [Online]: https://www.pleoworld.com/pleo_rb/eng/products.php [Zuletzt abgerufen am 27.03.2023].

[37] Joy for All, *JfA-Hund*. [Online]: https://joyforall.com/ [Zuletzt abgerufen am 27.03.2023].

[38] Joy for All, *JfA-Katze*. [Online]: https://joyforall.com/ [Zuletzt abgerufen am 27.03.2023].

[39] *Kabochan*. [Online]: https://www.amazon.co.jp/-/en/120595-Pip-Nazuki-Kabo-chan/dp/B00798SWRO [Zuletzt abgerufen am 01.04.2023].

[40] J. F. Kihlstrom and N. Cantor, "Social Intelligence," in *Handbook of intelligence*, R. J. Sternberg, Ed., Cambridge: Cambridge Univ. Press, 2004, pp. 359–379.

[41] B. Klein, B. Graf, I. F. Schlömer, H. Roßberg, K. Röhricht, and S. Baumgarten, *Robotik in der Gesundheitswirtschaft: Einsatzfelder und Potenziale*. Heidelberg: medhochzwei, 2018.

[42] A. Kristoffersson, S. Coradeschi, and A. Loutfi, "A Review of Mobile Robotic Telepresence," *Advances in Human-Computer Interaction*, vol. 2013, pp. 1–17, 2013, doi: 10.1155/2013/902316.

[43] P. Lavin *et al.*, "Humanoid robot intervention vs. treatment as usual for loneliness in long-term care homes: Study protocol for a pilot randomized controlled trial," *Frontiers in psychiatry*, vol. 13, p. 1003881, 2022, doi: 10.3389/fpsyt.2022.1003881.

[44] A. Libin and E. Libin, "Person-robot interactions from the robopsychologists' point of view: The robotic psychology and robotherapy approach," *Proceedings of the IEEE*, vol. 92, pp. 1789–1803, 2004, doi: 10.1109/JPROC.2004.835366.

[45] C. E. Löckenhoff and L. L. Carstensen, "Socioemotional selectivity theory, aging, and health: the increasingly delicate balance between regulating emotions and making tough choices," *Journal of personality*, vol. 72, no. 6, pp. 1395–1424, 2004, doi: 10.1111/j.1467-6494.2004.00301.x.

[46] M. Luperto *et al.*, "What is my Robot Doing? Remote Supervision to Support Robots for Older Adults Independent Living: a Field Study," in *2021 European Conference on Mobile Robots (ECMR)*, 2021, pp. 1–7.

[47] Marian R. Banks, Lisa M. Willoughby, and William A. Banks, "Animal-assisted therapy and loneliness in nursing homes: use of robotic versus living dogs," *Journal of the American Medical Directors Association*, 9 3, pp. 173–177, 2008.

[48] G. Mehlmann, M. Häring, K. Janowski, T. Baur, P. Gebhard, and E. André, *Exploring a model of gaze for grounding in multimodal HRI*. Augsburg, New York, NY: Universität Augsburg; ACM Press, 2014.

[49] S. Meyer, Ed., *Mein Freund der Roboter: Servicerobotik für ältere Menschen - eine Antwort auf den demographischen Wandel? ; Studie im Auftrag von VDE - Verband der Elektrotechnik, Elektronik, Informationstechnik, VDI - Verein Deutscher Ingenieure e.V., BMBF/VDE Innovationspartnerschaft AAL, DKE - Deutsche Kommission Elektrotechnik, Elektronik, Informationstechnik im DIN und VDE*. Berlin: VDE-Verl., 2011.

[50] W. Moyle *et al.*, "Exploring the effect of companion robots on emotional expression in older adults with dementia: a pilot randomized controlled trial," *Journal of gerontological nursing*, vol. 39, no. 5, pp. 46–53, 2013, doi: 10.3928/00989134-20130313-03.

[51] W. Moyle, "Connecting the person with dementia and family: a feasibility study of a telepresence robot," *BMC geriatrics*, vol. 14, no. 1, pp. 1–11, 2014, doi: 10.1186/1471-2318-14-7.

[52] C. Mucchiani, P. Cacchione, M. Johnson, R. Mead, and M. Yim, "Deployment of a Socially Assistive Robot for Assessment of COVID-19 Symptoms and Exposure at an Elder Care Setting," *IEEE*, 2021, doi: 10.1109/RO-MAN50785.2021.9515551.

[53] H. Naber, *Aufbau und Einsatz Eines Mobilen Roboters Mit Unabhängiger Lokomotions- und Manipulationskomponente*. Berlin, Heidelberg: Springer Berlin / Heidelberg, 1991.

[54] T. Nariai, S. Itai, and H. Kojima, "Evaluating Effectiveness of Robot-Assisted Recreation for Older Adults by Speech Analysis," *IEEE*, 2021, doi: 10.1109/LifeTech52111.2021.9391826.

[55] PAL ROBOTICS, *TIAGO*. [Online]: https://pal-robotics.com/robots/tiago/ [Zuletzt abgerufen am 27.03.2023].

[56] R. Paluch and C. Müller, Eds., *"That's Something for Children": An Ethnographic Study of Attitudes and Practices of Care Attendants and Nursing Home Residents Towards Robotic Pets*, 2022.

[57] C. Papadopoulos *et al.*, "The CARESSES study protocol: testing and evaluating culturally competent socially assistive robots among older adults residing in long term care homes through a controlled experimental trial," *Archives of public health = Archives belges de sante publique*, vol. 78, p. 26, 2020, doi: 10.1186/s13690-020-00409-y.

[58] Y.-H. Park, H. Chang, M. Lee, and S. Lee, "Community-dwelling older adults' needs and acceptance regarding the use of robot technology to assist with daily living performance," *BMC geriatrics*, vol. 19, 2019, doi: 10.1186/s12877-019-1227-7.

[59] D. Pijetlovic, "Das Potential der Pflege-Robotik," Springer Fachmedien Wiesbaden, Wiesbaden, 2020.

[60] C. Pou-Prom, S. Raimondo, and F. Rudzicz, "A Conversational Robot for Older Adults with Alzheimer's Disease," *ACM Transactions on Human-Robot Interaction*, vol. 9, pp. 1–25, 2020, doi: 10.1145/3380785.

[61] Robocare. [Online]: http://www.robocare.co.kr/index_en.php [Zuletzt abgerufen am 27.03.2023].

[62] Robocare, *Bomy*. [Online]: http://robocare.co.kr/ [Zuletzt abgerufen am 27.03.2023].

[63] Robocare, *Silbot*. [Online]: http://robocare.co.kr/ [Zuletzt abgerufen am 27.03.2023].

[64] Robokind, *Ludwig*. [Online]: https://macleans.ca/education/university/i-robot/ [Zuletzt abgerufen am 01.04.2023].

[65] K. Roger, L. Guse, and E. Mordoch, "Social commitment robots and dementia," *Canadian journal on aging*, 2012.

[66] R. D. Schraft and G. Schmierer, *Serviceroboter: Produkte, Szenarien, Visionen*. Berlin, Heidelberg: Springer Berlin Heidelberg, 1998.

[67] SoftBank Robotics, *NAO*. [Online]: http://us.softbankrobotics.com/nao [Zuletzt abgerufen am 27.03.2023].

[68] Sony, *AIBO*. [Online]: https://us.aibo.com/ [Zuletzt abgerufen am 27.03.2023].

[69] R. Q. Stafford, B. A. MacDonald, C. Jayawardena, D. M. Wegner, and E. Broadbent, "Does the Robot Have a Mind? Mind Perception and Attitudes Towards Robots Predict Use of an Eldercare Robot," *International Journal of Social Robotics*, vol. 6, no. 1, pp. 17–32, 2014, doi: 10.1007/s12369-013-0186-y.

[70] J. Striegl, D. Gollasch, C. Loitsch, and G. Weber, Eds., *Designing VUIs for Social Assistance Robots for People with Dementia*, 2021.

[71] S. Tobis, A. Neumann-Podczaska, S. Kropinska, and A. Suwalska, "UNRAQ—A Questionnaire for the Use of a Social Robot in Care for Older Persons. A Multi-Stakeholder Study and Psychometric Properties," *International Journal of Environmental Research and Public Health*, vol. 18, p. 6157, 2021, doi: 10.3390/ijerph18116157.

[72] S. Tobis, J. Piasek, M. Cylkowska-Nowak, and A. Suwalska, "Robots in Eldercare: How Does a Real-World Interaction with the Machine Influence the Perceptions of Older People?," *Sensors (Basel, Switzerland)*, vol. 22, no. 5, 2022, doi: 10.3390/s22051717.

[73] A. van Wynsberghe, "Designing robots for care: care centered value-sensitive design," *Science and engineering ethics*, vol. 19, no. 2, pp. 407–433, 2013, doi: 10.1108/09593840210430570.

[74] *VGo*. [Online]: https://www.vgocom.com/ [Zuletzt abgerufen am 27.03.2023].

[75] K. Wada and T. Shibata, "Living With Seal Robots—Its Sociopsychological and Physiological Influences on the Elderly at a Care House," *IEEE Transactions on Robotics*, vol. 23, no. 5, pp. 972–980, 2007, doi: 10.1109/TRO.2007.906261.

[76] K. Wada, T. Shibata, T. Musha, and S. Kimura, "Robot therapy for elders affected by dementia," *IEEE Engineering in Medicine and Biology Magazine*, vol. 27, no. 4, pp. 53–60, 2008, doi: 10.1109/MEMB.2008.919496.

[77] World Health Organization (WHO), *Ageing and health*. [Online]: https://www.who.int/news-room/fact-sheets/detail/ageing-and-health [Zuletzt abgerufen am 27.03.2023].

[78] Y.-H. Wu, J. Wrobel, M. Cornuet, H. Kerhervé, S. Damnée, and A.-S. Rigaud, "Acceptance of an assistive robot in older adults: a mixed-method study of human-robot interaction over a 1-month period in the Living Lab setting," *Clinical interventions in aging*, vol. 9, pp. 801–811, 2014, doi: 10.2147/CIA.S56435.

[79] ZORABOT, *ZORA*. [Online]: https://www.zorarobotics.be/ [Zuletzt abgerufen am 27.03.2023].

Abbildungsverzeichnis

Abkürzungsverzeichnis

ACM	Association for Computing Machinery
IEEE	Institute of Electrical and Electronic Engineers
IFR	International Federation of Robotics
ISO	Internationale Organisation für Normung
JfA	Joy for All
JMIR	Journal of Medical Internet Research
RCT	Randomized controlled trial
SAR	Social Assistive Robot
SRS	Multi Role Shadow Robotic System for Independent Living
VDE	Verband der Elektrotechnik Elektronik Informationstechnik e.V.
VDI	Verein Deutscher Ingenieure